SOTHIS PRESS

Sothis Press aims to completely reimagine the public domain book with an emphasis on universal access to captivatingly designed print editions. We believe that technology will enable every single book ever published to be perpetually accessible in beautiful print form. Sothis is beauty in ubiquity.

Printed and bound by CPI Group (UK) Ltd,
Croydon, CR0 4YY

www.sothis.press
1 Waterhouse Square, London, EC1N 2ST

La Cura Radical del Prostatismo

Algunas Ideas Originales y Nuevos Procedimientos Quirúrgicos

Ramón Macias

SOTHIS PRESS

ISBN 978-1-83548-687-0

La Cura Radical del Prostatismo
is in the public domain.

This edition is published by
Sothis Press © 2023. The company
is registered in England and Wales.
The Company Number is 14900389.

Tiero al Sr Dr Tobias Nun

Febro - 18 - 18[illegible]

ESTUDIOS

DE CLÍNICA QUIRÚRGICA

LA CURA RADICAL DEL PROSTATISMO

ALGUNAS IDEAS ORIGINALES

·

NUEVOS PROCEDIMIENTOS QUIRÚRGICOS

POR EL DR.

RAMÓN MACÍAS

PROFESOR ADJUNTO
DE CLÍNICA QUIRÚRGICA EN LA ESCUELA DE MEDICINA DE MÉXICO,
EX-PROFESOR, PRIMERO DE TERAPÉUTICA
Y DESPUÉS DE CLÍNICA QUIRÚRGICA EN LA ESCUELA PRÁCTICA MÉDICO-MILITAR.

MÉXICO

IMPRENTA DE IGNACIO ESCALANTE
Calle del Hospital Real número 3.

1896

MEMORIA

PRESENTADA EN LA SECCIÓN DE CIRUGÍA GENERAL

DEL

2º CONGRESO MÉDICO PAN-AMERICANO

CELEBRADO

EN LA CIUDAD DE MEXICO, D. F., LOS DIAS 16, 17, 18 Y 19 DE NOVIEMBRE DE 1896.

POCAS cuestiones cautivan más la atención del cirujano, como la que se refiere al tratamiento de los accidentes que se originan en el aparato urinario, primero, y en el organismo todo después, cuando por un motivo ó por otro la próstata se hipertrofia.

El interés de tal asunto quirúrgico proviene de la dificultad del problema, de la multiplicidad de métodos propuestos para resolverlo y del antagonismo que siempre ha existido y que aún hoy subsiste entre los operadores atrevidos que buscan curar el mal de raíz, y los tímidos abstencionistas que se conforman con hacer más llevadera y alargar un poco más la mísera existencia que arrastran los prostáticos.

Mi profesión de fe en esta materia se halla escrita en la presente memoria; aquí están mis convicciones, fruto de diez y ocho años de estudio, de meditación y experiencia. Si he errado, sírvame de disculpa la lealtad y buena fe con que escribo.

Se ha convenido en designar con el nombre de prostatismo el cuadro clínico que se observa cuando la próstata se hipertrofia de un modo definitivo hasta el punto de perturbar, primero, la mecánica de la micción, más tarde la composición química de las orinas.

Micción incompleta, retención parcial, fermentación amoniacal de las orinas, forman la triada ó syndroma clínico del prostatismo.

La retención completa, el estancamiento renal, las nefritis infecciosas y la uremia, representan las complicaciones finales del prostatismo.

Antes de abordar la cuestión capital de este trabajo: *"la cura radical del prostatismo,"* es de todo punto indispensable precisar la etiología de la enfermedad, la patogenia de los accidentes y la anatomia patológica de los órganos alterados.

La edad avanzada y la vida sedentaria son las dos causas universalmente reconocidas para motivar la hipertrofia de la próstata.

Para tener el derecho de ser prostático, ha escrito Guyon, se necesita haber pasado de los cincuenta y cinco años.

Todos los especialistas están de acuerdo en reconocer la edad como causa eficiente del prostatismo. Mas, ¿cómo obra? ¿Será, acaso, como lo quieren muchos, porque la arterio-esclerosis desnutre las fibras musculares de la vejiga y les quita su potencia contráctil? No, evidentemente, porque de ser así se vería á menudo el prostatismo en los adultos esclerosos por la sífilis ó el artritismo. ¿Será porque es la vejez la edad de los neoplasmas? No, y mil veces no, porque á millares se registran en la literatura médica tumores vesicales y prostáticos de diversa especie que evolucionan con un cuadro clínico bien distinto del prostatismo.

Á mi entender, *la avanzada edad no obra sino rompiendo el equilibrio que durante muchos años ha existido entre las resistencias del canal y la potencia de la vejiga.* En este órgano, como en el corazón enfermo de sus válvulas, se desarrolla una hipertrofia compensadora que la decadencia de la vejez acaba por romper, transformando el receptáculo urinario, casi inerte, en lugar de estancamiento primero, en foco terrible de infección más tarde. La ancianidad, que seca la piel, que vuelve enfisematosos los pulmones, sobrecarga la orina de productos de desasimilación que antes se escapaban en abundancia por aquellos otros emontuorios. La edad provecta, que hace dominar el sistema venoso sobre el sistema arterial, abulta, endurece, vuelve permanentes las producciones de todo género de que pueden ser sitio los tejidos de la próstata, y acrece de tal modo las resistencias al escape de la orina, que acaba por establecerse la retención incompleta al principio, la retención total después.

La ancianidad no es la que engendra la hipertrofia de la próstata, sino la que desenmascara lesiones de este órgano que el organismo toleraba por compensación.

El prostatismo no es, sino el epílogo de una historia morbosa comenzada en la juventud ó en la edad adulta.

La masturbación, las infecciones blenorrágicas profundas, son para mí las causas primeras de la hipertrofia prostática. Vienen después los excesos venéreos de toda especie; y más tarde, cuando la potencia sexual declina y aumenta la lascivia; cuando llega la época de las cópulas laboriosísimas y de las excitaciones no satisfechas, el sistema vascular hecho menos resistente por la edad, *se rompe en algunos puntos de la próstata y causa pequeñas hemorragias intracelulares, que abultan el órgano y que más tarde se organizan tomando la forma de tumores muy parecidos al sarcoma.*

Que la hipertrofia de alguno de los lóbulos prostáticos precede con mucho al prostatismo, lo demuestra hoy día hasta la evidencia el examen endoscópico de la vejiga. En todos los jóvenes ó adultos, portadores de un catarro vesical, datando de varios años, tratados sin éxito favorable por eminencias médicas, ya por los lavados, ya por las instilaciones ó la uretrotomía interna, he podido ver y hacer ver á alguno de mis comprofesores por medio del cistoscopio, un rodete prostático más ó menos irregular proeminando mas ó menos al nivel del cuello, dentro de la cavidad vesical.

Pues bien: todos estos enfermos que acusan micciones frecuentes, retardo en la aparición del chorro, dolor ligero y tenesmo, *son candidatos para el prostatismo.*

La vida sedentaria, las profesiones que obligan al hombre á guardar la posición sentada durante seis ó mas horas, todo lo que ayuda al ingurgitamiento de los plexos venosos, son, junto con la edad, el auxiliar más poderoso para hacer estallar el prostatismo y sus complicaciones.

La hipertrofia prostática descompensada es una afección poco común entre los campesinos, que llevan una vida activa. Por el contrario, se observa muy frecuentemente en los burócratas y los sabios de gabinete.

La patogenia de los accidentes que complican el prostatismo es bien clara. El obstáculo á la salida de la orina, la debilidad progresiva de los músculos vesicales, producen el estancamiento urinoso, y de éste derívase la cistitis crónica, la retención completa, las hemorragias, las pielitis y nefritis, la uremia al fin.

La hipertrofia de la próstata tiene, pues, dos períodos bien distintos: uno, que va de los 18 á los 50 años, en el que existe estrechez del cuello vesical con hipertrofia compensadora de las fibras musculares de la vejiga, y que bien pudiera llamarse *prostatismo del joven y del adulto;* otro, que se desenvuelve de los 50 años en adelante, en el que la estrechez del cuello vesical es más exagerada, y la hipertrofia compensadora de la vejiga ó ya no existe ó está muy debilitada.

El prostatismo de la juventud y de la edad madura no se parece al prostatismo de la vejez, como que no es igual el estado anatomo-patológico de los órganos urinarios en estas edades.

En el joven y en el adulto dominan la fluxión, el abultamiento transitorio de las celdillas y de los órganos, la flogosis, los exudados, la supuración. Es la época en que la fibra muscular mejor se nutre y se desarrolla con el trabajo.

En el viejo predomina la éxtasis sanguínea, la proliferación con transformación celular, el abultamiento permanente de los tejidos y de los órganos, el neoplasma y la degeneración. Es la etapa de la existencia en que declina la actividad nutritiva de la fibra muscular. El trabajo exagerado, ó la atrofia ó la degenera.

En el joven y en el adulto la infección hemática es de origen vital por gérmenes ó toxinas. En el viejo la sangre se infecta por productos de desasimilación no eliminados ó reabsorbidos con ciertos productos, originados las más veces en medio de una fermentación pútrida ó amoniacal.

Bosquejadas á la ligera, para no cansar la atención de este ilustre auditorio, las causas no banales de la hipertrofia prostática y los efectos anatomo-patológicos que de ellas derivan, páso en la segunda parte de mi trabajo, á ocuparme del cuadro sintomatológico que corresponde á las dos modalides de prostatismo que dejo asentadas.

II

En el primer período de mi práctica en enfermedades génito-urinarias, me preocuparon preferentemente los estrechamientos de la uretra. La mayor parte de los accidentes locales ó generales de carácter urinoso los refería al cambio de calibre en el canal, y prodigué *larga manu,* la uretrotomía interna, siendo ésta la época en que dí á conocer y vulgaricé entre nosotros el método del Dr. Fessenden N. Otis, de New York.

En el segundo período é influenciado sobre todo por las ideas del Dr. Félix Guyon, de París, dominó en mi práctica la idea de las uretritis profundas y las infecciones vesicales, explicándome con este diagnóstico multitud de accidentes que no ví desaparecer con el corte de los estrechamientos, y siendo entonces cuando me entregué de lleno al uso de las instilaciones medicinales y los lavados de la vejiga.

Hoy me encuentro en un tercer período, el del prostatismo. Merced á esta idea de la influencia de la próstata enferma en la mayor parte de los accidentes que presentan los llamados urinarios, he ensanchado el campo de mis investigaciones, he resuelto más de una duda de las que antes abrumaban mi cerebro al tratar de resolver los problemas urogenitales, y he entrado de lleno en una terapéutica que de día en día me da resultados más satisfactorios que los antes obtenidos con los otros sistemas.

No se extrañe, pues, que al tratar de la sintomatología en los pacientes que hoy me preocupan, refiera á la próstata la mayor parte de las perturbaciones urinarias.

Lo que yo llamo prostatismo compensado, es un estado patológico que se presenta siempre en el joven ó en el adulto. Reviste la forma crónica con exacerbaciones periódicas. Los enfermos todos acusan un pasado uretral: uretritis provocadas por la masturbación, blenorragias de forma más ó menos aguda, pero nunca radicalmente curadas, llevando, por consecuencia, el estigma llamado la gota militar, estrecheces y toda una historia terapéutica de balsámicos, inyecciones, instilaciones, dilatación y á veces uretrotomías.

Lo que más preocupa á esta especie de enfermos, y lo que los obliga á andar errantes de consultorio en consultorio, es que su uretra casi nunca está seca, y que siempre que la consultan aparece en el meato, al exprimirla, una gotita que unas veces es pus característico, otras moco transparente filamentoso, y no muy frecuentemente licor espermático verdadero. Los esfuerzos, sobre todo el de la defecación, exageran siempre este desecho.

Algunos dicen conservar la potencia genital que corresponde á su edad; pero la mayor parte acusa una depresión genésica notable, que sin llegar á la impotencia absoluta, preocupa de tal modo á los enfermos, que los lleva irremisiblemente al nervosismo.

La micción, casi siempre normal por lo que toca á su frecuencia en las noches, está siempre aumentada durante el día. Las influencias excitantes, sobre todo el alcohol y el coito, la exageran de tal modo, que hay veces que el enfermo orina cada media hora.

La salida de la orina tarda en hacerse más que de ordinario. El chorro de la orina ha perdido algo de su volumen y mucho de su fuerza. El tiempo de salida está aumentado. Algunos de estos signos cambian cuando hay exacerbación en la flegmasía interior, pues entonces la orina es apremiante y se escapa en ocasiones con tal rapidez, que se derrama en las ropas.

Al acabar las micciones suele presentarse un tenesmo ligero. Este signo no es constante en el estado crónico habitual, mas durante las exacerbaciones, el tenesmo siempre existe y se vuelve intenso, duradero y doloroso.

Las sensaciones de peso en el perineo, molestia en el ano, dolor á la defecación, algunos enfermos no las acusan como síntomas habituales, y esto es lo que á menudo conduce á errores de diagnóstico; pero si se les interroga con cuidado, se encuentra siempre que han existido en ciertas épocas que corresponden á los períodos subagudos.

El examen de las orinas es interesante. Recogidas en tres vasos, se observa en el primero, que corresponde á la que ha lavado la uretra, un aspecto limpio y transparente, pero generalmente se ven flotar grumos ó filamentos de moco-pus. En los otros vasos, nada se advierte de notable inmediatamente, mas á las cuantas horas el líquido se vuelve turbio, mucoso y pulverulento.

El análisis químico nada nos dice.

El microscopio revela la existencia de leucositos y glóbulos de moco abundantes, algunos glóbulos de la sangre y rara vez zoospermos.

El examen directo de estos enfermos nos hace encontrar individuos de aspecto en lo general sano, á veces verdaderamente robustos. Los órganos genitales, á primera vista, no presentan nada notable, pero observándolos con cuidado, se encuentra en los testes un signo al que yo le doy grande importancia y que más de una vez me ha encarrilado en la vía del buen diágnostico. *Uno ó los dos testículos están aumentados de volumen ó notoriamente atrofiados*; la sensibilidad á la presión, notablemente exaltada; el epidídimo grueso y duro, lo mismo que el canal deferente. Al interrogar á los enfermos sobre estas partes, algunos cuentan haber tenido la orquitis clásica de la blenorragia, pero la mayor parte asegura no haber sufrido allí inflamación aguda ninguna.

Al examen por medio de los exploradores olivares se encuentra la sensibilidad exagerada desde el meato, á menos que los enfermos tengan el hábito de pasarse sondas, y sensación de dolor muy marcada al tocar el bulbo. Allí se detiene la oliva más tiempo que el ordinario, en virtud del espasmo exagerado de la porción musculosa de la uretra. El dolor vuelve á hacerse manifiesto al recorrer la porción prostática, y cesa repentinamente al entrar la oliva á la vejiga. En todo el trayecto de la próstata el explorador no huelga sino que se siente ceñido por esta parte de las paredes de la uretra.

No todos los exploradores que la uretra admite hasta el bulbo llegan hasta la vejiga; los medianamente gruesos los detiene la próstata.

El cateterismo con sondas metálicas es facilísimo hasta el bulbo. Á partir de allí, adonde la sonda ha llegado por su propio peso, se siente una resistencia nada común, se despiertan vivos dolores, y la sonda no entra á la vejiga sino después de un tiempo largo de presión sostenida. Las sondas de pequeña curvatura son las mejor toleradas.

Si se pasa una sonda blanda inmediatamente después que el enfermo ha orinado, en lo general no se encuentra orina detenida, pero en algunos casos avanzados puede ser que se dé salida á unos quince ó treinta gramos de orina. La reacción de ésta es siempre ácida, excepcionalmente neutra.

Hay un síntoma más importante que todos los demás. Yo lo declaro patognomónico del crecimiento prostático vesical, en cualquiera edad.

La extensión de una sonda hueca que hay que hacer penetrar hasta que aparezcan las primeras gotas de orina, está aumentada en todos los enfermos afectados de prostatismo vesical, ya esté compensado ó descompensado.

[1]En individuos sanos de nuestra raza ó de nuestra estatura, he llegado á demostrar después de numerosas medidas, que la distancia que separa el meato del cuello del bulbo es de 14 centímetros; la que separa el cuello del bulbo del cuello de la vejiga, varía entre 4 y 5 centímetros. Una sonda introducida sin estiramiento del pene, debe penetrar 18 ó 19 centímetros para que aparezcan las primeras gotas de orina. Siempre que estas dimensiones sean exce-

1 Véase mi Tesis de agregación á la Clínica Quirúrgica. Los estrechamientos uretrales venéreos, cómo se previenen y cómo se diagnostican y operan sin peligro.

didas, hay que pensar que la próstata está crecida. El tacto rectal practicado en el joven ó el adulto afectado de prostatismo, suministra por lo regular datos importantes. La consistencia de los tejidos de la próstata está siempre aumentada; se sienten endurecidos uno ó los dos lóbulos laterales. El borde prostático, que en el estado normal apenas se advierte, es de tal modo marcado en los casos patológicos, que se deja enganchar con el extremo del dedo. La dureza de los lóbulos se prolonga un poco más hacia atrás y afuera, ya en el lado derecho ya en el izquierdo. Nunca me ha sido posible sentir con claridad el lóbulo mediano.

El estado general de los prostáticos, jóvenes ó adultos, es muy digno de estudio, y suplico se me permita detenerme en él algunos momentos.

Estos enfermos son por lo común neurópatas. Hacen la vida social á medias, trabajan con repugnancia y siempre por necesidad. Huyen de las diversiones y de todo lo que exige un trabajo corporal de cierta importancia. Viven al parecer sanos, pero se sienten profundamente enfermos. Consultan multitud de médicos, y muy á menudo, como consecuencia del paso de un explorador, de una sonda evacuadora, ó de una instilación un poco caterética, presentan movimiento febril de forma irregular, á veces de grandes accesos simulando el paludismo. Entonces la lengua se seca más ó menos, se observa un tinte subictérico y duelen los músculos y sobre todo los tejidos blancos: ligamentos, tendones y sinoviales articulares.

He visto tratar á muchos de estos enfermos como gotosos ó como artríticos.

El apetito es casi nulo, la digestión estomacal muy lenta; el intestino parético lleva siempre á la constipación.

Tal es, Señores, á grandes rasgos, el cuadro sintomatológico que nos ofrecen los prostáticos jóvenes ó adultos. Permítaseme llamar por abreviatura á este estado morboso, prostatismo de estas edades.

No me detengo á exponer la semeiología de la hipertrofia prostática en los viejos, por carecer de tiempo para hacerlo, y sobre todo, y más que todo, porque el ilustrado auditorio que tan benévolo me escucha, conoce á la perfección este asunto, ya por su propia práctica, ya por la lectura de Civiale y Guyon, de Thomson y Harrison, de Kayes, de Guley y Otis, dignos representantes de la especialidad génito-urinaria en Europa y en los Estados de Norte América.

III

Antes de pasar adelante, debo decir que el Dr. Regino González, aquí presente, mi amigo y compañero inseparable desde que comenzaron nuestros estudios médicos, se ha identificado de tal modo á mis trabajos y yo á los suyos; se han mezclado de tal manera sus ideas é inspiraciones con las mías, que sería imposible decir cuáles le corresponden y cuáles me son propias; tiene, pues, su buena parte en la labor científica que pueda encerrar este trabajo.

Hecha esta aclaración de justicia, entro de nuevo en materia.

Al abordar la cuestión de cómo debe buscarse la cura radical de la hipertrofia prostática, no me detendré ni un momento en lo que se refiere á sus accidentes ó complicaciones. No es este el momento oportuno.

El prostatismo, he dicho en otra parte, se inicia en la juventud. Es ésta la época de la vida en la que las lesiones son más superficiales, radican en el epitelio, las lagunas uretrales, los folículos mucosos y repercuten por vecindad sobre el tejido prostático. Es el momento más propicio para desenraizar el mal y evitar futuras complicaciones.

Mi práctica es la siguiente: paso una sonda olivar de seda de calibre medio (16 á 20 de la escala francesa), sin forzar nunca, en lo más mínimo, el canal; hago salir toda la orina é inyecto con una jeringa grande de hydrocele una solución tibia de ácido bórico, $^2/_{100}$. La inyección debe hacerse con una suavidad extremada, y la cantidad, la que sea precisa para distender las paredes vesicales al grado de provocar deseos de orinar. Cuando este deseo se manifiesta, saco la sonda y obligo al enfermo á orinar, repitiendo la misma operación dos ó tres veces. De esta manera se distienden normalmente las paredes de la uretra y se lavan todos sus rincones. Prefiero este procedimiento al de Lavau por medio del sifón ó el irrigador, que es más lento y al principio doloroso en los enfermos no habituados.

Pasados cuatro días de lavado diario con el bórico, uso el permanganato al $^1/_{2000}$ durante quince días, y si la mejora no se acentúa en este tiempo, sustituyo el permanganato con el bicloruro de mercurio al $^1/_{5000}$ durante un mes. Si por fortuna todos los síntomas se atenúan de un modo notable, termino el tratamiento con lavados de nitrato de plata al $^1/_{2000}$ ó de tanino al $^1/_{500}$.

Si el método de lavados fracasa, recurro al de instilaciones que todos ustedes conocen, y si se advierte que con este sistema el enfermo más bien empeora, hay que tener la seguridad de que existen en la próstata pequeños focos de supuración que hay que ir á buscar por medio del ojal perineal.

La técnica que sigo en la práctica del ojal tiene algo peculiar que pone siempre al abrigo de la herida del bulbo. Paso el catéter más grueso que la uretra puede admitir sin maltrato; busco á sentir al nivel de la punta de la próstata, con el dedo índice izquierdo introducido en el ano, la canal del cateter á través de los tejidos; corto la piel á un centímetro arriba de la margen y hundo resueltamente, hasta sentir el catéter, un bisturí largo de bordes convexos, que es guiado al lugar de elección por la sensación que da su dorso al índice izquierdo que se halla en el recto y del que solo está separado por la pared rectal; el bisturí, dejado en el lugar, sirve de conductor al uretrótomo dilatador de Otis, que se lleva hasta la vejiga, abriendo sus ramas en toda su extensión después de haber quitado el catéter. Acostumbro en la generalidad de los casos, al sacar el cuchillo del uretrótomo, hacer un corte, ya sobre la pared inferior, ya sobre la superior, según lo creo indicado. Acto continuo se introduce el dedo índice hasta la vejiga, se explora, y si nada se encuentra se trae el extremo del índice sobre las paredes de la región prostática, en donde de seguro se encontrarán, sobre todo en la pared inferior, pequeñas depresiones en donde la uña se hunde con extrema facilidad, iniciando la raspa de los focos de supuración que luego se completa con el uso de cucharillas apropiadas.

Hecho el lavado y la desinfección con solución de bicloruro al $^{1}/_{5000}$, acostumbro canalizar con un tubo de vidrio perforado, que por uno de sus extremos entra hasta el cuello de la vejiga y por el otro se une á otro de goma blanda que cuelga entre las piernas del enfermo. La canalización la mantengo de cinco á diez días, nunca más tiempo por el peligro de las hemorragias tardías que el canalizador puede provocar por ulceración, por presión sobre el bulbo. Practico en seguida el cateterismo dilatador con las sondas metálicas de Otis hasta que el ojal se cicatriza por completo. Cuando se encuentra algún foco purulento de regulares dimensiones, hay que poner hasta su fondo un pequeño canalizador de goma, independiente del primero.

En el adulto el prostatismo se confirma, la glándula prostática se hipertrofia y se vuelve exuberante, ya hacia el canal, ya hacia la vejiga. Cuando los lavados é instilaciones fracasan por completo, hay que practicar la cistoscopia, y si ésta demuestra el rodete saliente en el cuello, no hay que vacilar, debe procederse como luego diremos al hablar del tercer período. Si el endoscopio nada enseña, se ejecuta como en los jóvenes el ojal perineal.

Alguna vez, en estas formas netamente uretrales de la hipertrofia prostática, suele encontrarse, al hacer la exploración digital por el ojal, muy ensanchada esta parte de la uretra, y realzando de un modo muy notable los lóbulos prostáticos cubiertos por la mucosa. En un caso de este género que operaba el Dr. R. González, le aconsejé que procediera como se procede en caso de fibromas submucosos del cuello uterino. En efecto, cortó con un bisturí la mucosa á todo lo largo de estas salientes, y por allí pudimos enuclear, relativamente con poco trabajo, dos grandes porciones de la próstata hipertrofiada, quedando el enfermo en estado satisfactorio, según puede verse en la observación correspondiente.

De aquí viene el que proponga con el nombre de Método de enucleación de las exuberancias prostáticas, éste que, según espero, puede tener múltiples aplicaciones.

Llegamos por fin á la cuestión capital: ¿El prostatismo descompensado y complicado de los viejos, puede curarse? Yo creo que sí; y en apoyo de mi aserto presento varias observaciones concluyentes.

Sí puede curarse: ¿cuál es el mejor procedimiento y cuál el mejor método?

Los operadores se dividen en dos categorías: Unos buscan el paliar los accidentes y alargar la vida del enfermo sin atacar la hipertrofia, y dando á la orina un canal artificial de derivación.

Estos son los conservadores.

Otros procuran no sólo combatir los síntomas dominantes, sino á la enfermedad misma en su lesión anatómica principal, la hipertrofia, y atacan la próstata alterada para volverle sus proporciones normales y restablecer el curso de la orina por su conducto natural.

Éstos forman el grupo de los radicales, á los cuales pertenezco, desde hace varios años.

Los procedimientos paliativos son: la canalización permanente por la vía uretral, preconizada por Guyon; la canalización ó la fistulización perineal defendida por Harrison, de Liverpool, y la canalización ó fístula hipogástrica propuesta y practicada por Poncet de Leon.

Los procedimientos radicales son numerosos, y sólo enumero aquí los más importantes: la extirpación á ciegas de una porción prostática practicada por Botini, de Pavía, con un instrumento especial; la extirpación por la vía perineal y por la vía hipogástrica practicada según métodos diversos, por gran número de cirujanos, tanto europeos como americanos; y, por último, la castración últimamente recomendada por White, que pretende atrofiar la próstata con esta mutilación sexual.

No voy á discutir aquí todos estos procedimientos, que han sido analizados con cuidado por la mayor parte de especialistas y más ó menos sancionados por la experiencia. Me detendré un poco, á propósito de la castración, por ser la cuestión del día.

Confieso no tener experiencia personal en este asunto, porque nunca he castrado con el propósito deliberado de curar á los prostáticos, y casi estoy seguro de nunca llegarlo á hacer. He seguido, sin embargo, más por curiosidad que por interés, el movimiento quirúrgico en esta materia.

La última palabra autorizada sobre esta cuestión, es el artículo leído en Mayo del presente año ante «The American Surgical Association at Detroit,» por A. F. Cabot, de Boston. Sus conclusiones son en todo favorables á la prostatectomía, pues demuestra con numerosos casos estadísticos, entre los que se encuentran todos los de White, que la mortalidad por la castración en los prostáticos es superior á la que se obtiene por la extirpación.

En casos de prostatismo confirmado, con exuberancia prostática, ya uretral, ya vesical, no tengo la menor vacilación, opto por la cura radical y la busco en la uretra con el método de enucleación, en la vejiga, atacando la exuberancia por el siguiente método que hoy propongo y que denomino:

«Extirpación electro-cáustica de la hipertrofia prostática en cuatro secciones.»

La técnica de esta operación es la siguiente: se practica la talla mediana hipogástrica habitual, mas yo siempre agrego el corte de los músculos rectos al nivel de su inserción á los arcos pubianos, en la extensión de uno á dos centímetros, para aumentar el campo operatorio. La incisión de la vejiga debe de ser tan amplia como lo permita el repliegue peritoneal, comenzando desde el cuello. Los bordes de la herida vesical se suturan provisionalmente á las paredes abdominales para evitar los despegamientos celulosos del receptáculo urinario. Se pasa una sonda de Pezer que asegura la canalización de los líquidos del bajo fondo y se procede al alumbrado de la cavidad vesical. Éste se hace perfecto por medio de un instrumento especial que llamo espejo dilatador de la vijiga, y que construyó, según mis indicaciones, la casa Tiemman de New-York. El espejo cerrado no es muy voluminoso, y penetra fácilmente en la herida, en cuyo ángulo superior lo mantiene apoyado un ayudante. Por medio de un tornillo que se halla en el mango, se apartan lentamente las valvas, que toman la forma de la mitad posterior de la vejiga; la luz de un fotóforo eléctrico reflejada por el espejo, alumbra á la perfección el campo operatorio.

Puesta de manifiesto la porción exuberante en toda su extensión y en todos sus detalles, se procede á la extirpación con el asa galvánica.

Para hacer esto se divide el anillo exuberante en un primer tiempo en cuatro secciones, atravesando la producción en su base con una aguja de mango, de gran curvatura, que se hace salir en el centro del cuello vesical, pasando un hilo que sirve para conducir el alambre de platino, primero en la parte anterior, en seguida en la posterior y después en cada lado.

En un segundo tiempo se atraviesa, sucesivamente, cada sección en su base, con una aguja recta, algo roma, que sirve para que el asa galvánica pediculice sin deslizar y haga el corte sobre el cuello vesical mismo.

Si se ha cuidado que el gálvano-cauterio funcione al rojo obscuro, la hemorragia es insignificante y se contiene taponeando momentáneamente con gasa yodoformada.

Se quitan en seguida los puntos que unían la vejiga á las paredes abdominales, se practica el ojal perineal, tanto para intervenir sobre la porción uretral de la próstata si es necesario, como para canalizar por esa vía.

Aunque creo que esta canalización puede bastar y permitir la sutura inmediata de la herida vesical, por un exceso de precaución, en todos los casos que he operado he hecho la canalización con los tubos sifón de Perier.

Como podrá verse en las observaciones, ninguno de los casos operados, ya por la vía uretral, ya por la hipogástrica, ha sido seguido de muerte.

Tales son, Señores, mis ideas; tal es mi práctica en el tratamiento radical de las hipertrofias prostáticas. Si no he tratado la cuestión con la lucidez y talento que fuera de desearse, cábeme la satisfacción de haber escogido un asunto digno de la ilustración y cultura de los progresistas Cirujanos que forman esta Sección del 2.° Congreso Pan-Americano.

México, Noviembre 19 de 1896.

OBSERVACIÓN 1.ª

En los primeros días del mes de Marzo de 1891 fuí llamado en consulta por mi compañero y amigo el Sr. Dr. Regino González, para ver al Sr. Julián Montiel, de 50 años de edad, extraordinariamente aniquilado y enflaquecido por más de seis meses de horribles sufrimientos, que le impedían el sueño, que le quitaban el apetito, y que habían reducido á su más mínima expresión las facultades digestivas y de asimilación. Confinado en el lecho del dolor durante todo ese tiempo, minado por la fiebre, envenenado por la reabsorción de los productos amoniacales de una orina descompuesta que le provocaba largos y dolorosos tenesmos cada media hora por lo ménos, pedía á gritos que lo abriéramos en canal si era preciso para curarlo, pues prefería morir á continuar sufriendo de aquel modo.

Como antecedentes principales refería, que diez años antes había tenido el primer ataque agudo sobre las vías urinarias. Por su relación bien podía inferirse que lo que entonces tuvo, fué una prostatitis aguda que terminó por supuración, habiéndose abierto el absceso al practicarle un cateterismo. La salida del pus si bien puso término á los fenómenos dolorosos y febriles, dejó un estado crónico que hacía las micciones incompletas y que á no dudarlo provocaba una retención parcial. Algún tiempo después, al volver á esta Capital, consultó á nuestro malogrado maestro el Sr. Dr. Francisco Montes de Oca, quien lo trató primero con el uso de la sonda permanente, aconsejándole después que hiciera uso de la sonda blanda cada vez que deseara orinar. Este tratamiento produjo resultados tan satisfactorios que el enfermo volvió de lleno á sus negocios durante nueve años, sin más que la esclavitud de pasarse la sonda varias veces en las veinticuatro horas, pues la micción era del todo punto imposible sin el sondeo.

En 1890 dejó de sentirse bien, y comenzó á tener tenesmos vesicales muy dolorosos, movimiento febril de forma irregular y descomposición amoniacal de las orinas á pesar del sondeo y lavados boricados. Consultó en esa época á nuestro maestro el Sr. Dr. R. Lavista, quien juzgó indispensable una intervención quirúrgica por el perineo.

Ayudamos á esta operación, que se practicó el 12 de Noviembre del mismo año de 1890, el Dr. González y yo. Se hizo una verdadera talla mediana, y al querer hacer la exploración digital de la vejiga se encontró de tal modo crecida la próstata por hipertrofia de sus tres lóbulos, que fué imposible que el dedo alcanzara la cavidad del receptáculo urinario. El profesor Lavista hizo entonces por torción con unas pinzas apropiadas, la extirpación de una parte del lóbulo mediano.

No obstante que se canalizó por el ojal y se mantuvo la canalización hasta el mes de Febrero del siguiente año, ni se restableció en lo mas mínimo la micción por la uretra al quitarse el tubo, ni se logró dominar el tenesmo doloroso, la fiebre irregular y el agotamiento de las fuerzas que cada día que pasaba era mayor.

Con estos antecedentes procedí á practicar el examen endoscópico de la vejiga, con el cistoscopio de Nitze, de Viena. Pudimos entonces ver con una claridad admirable tres cálculos blancos formados seguramente por fosfatos, uno mayor alargado como del tamaño de una nuez, otro mediano con el volumen y forma de un frijol, y el otro pequeñito como un chícharo. Estas piedras reposaban en el bajo fondo de la vejiga. En el cuello y llenando aproximadamente el primer tercio de la cavidad vesical, se veía también una masa carnosa, rojiza, de contornos irregulares de forma anular con un infundíbulo mal delineado en el centro.

En tal situación no había que vacilar: debía practicarse la talla suprapúbica para extraer los cálculos, que no había sido posible alcanzar por el perineo, y emprender de algún modo la extirpación de aquella masa carnosa que hacía imposible la vacuidad de la vejiga por el conducto uretral.

Aceptada, tanto por el enfermo como por el Dr. R. González la intervención, discutimos con este último la manera de llevarla á cabo respecto á la próstata hipertrofiada, conviniendo en que el mejor recurso era la galvano-caustia.

El día 19 del mismo mes de Marzo de 1891, ayudado por el Dr. J. Rivero y R. Jofre, que bondadosamente se encargó de hacer funcionar el galvano-cauterio, y por mí, procedió el Dr. R. González á practicar la talla suprapúbica mediana. Se desinsertaron parcialmente los músculos rectos para ampliar el campo operatorio, y (detalle curioso é interesante) al abrir la vejiga en la extensión de tres centímetros cerca del cuello, no se escapó ni una sola gota del líquido que distendía la cavidad vesical; fué preciso pasar una sonda acanalada en el ángulo superior de la herida y ver salir la solución boricada por la canal, para tener la seguridad de que se habían cortado las paredes en todo su espesor. Lo sucedido se explicaba por la magnitud del tumor que servía de opérculo á la herida. Ampliada ésta en otros tres centímetros, se entró de lleno á la cavidad, se dejó escapar todo el líquido, se extrajeron los cálculos y se suturó la herida vesical á las paredes del vientre.

Procedí entonces á practicar el procedimiento de extirpación que había ideado para la próstata.

Se alumbró la cavidad por medio del espejo de Bazy, que reflejaba la luz solar. Pudo verse entonces que el tumor, que á no dudarlo, venía de la próstata, era enorme, más grande que un puño y rodeando el contorno del cuello vesical. Se atravesó primero en su parte anterior con una gran aguja curva, lo más cerca posible de su base, y saliendo en el cuello se hizo pasar un primer hilo de platino. El segundo se colocó del mismo modo en la parte posterior del tumor y los otros dos en las partes laterales. Conectados sucesivamente cada uno de los hilos con el galvano-cauterio, se dividió la masa carnosa en cuatro secciones. Ceñida cada sección en su base con un nuevo alambre, se extirparon también con el galvano-cauterio, una á una. Restañada la hemorragia, que no fué muy considerable, con tapones de gasa yodoformada, pudimos ver con profundo desagrado que no habíamos extirpado sino la mitad del tumor, por haberse deslizado los alambres con que pediculizamos cada sección. Era imposible continuar sobre la marcha, pues llevábamos tres horas y media de estar operando y el pulso del enfermo se deprimía de momento en momento por una cloroformización tan prolongada. Se convino en hacer la extirpación de lo que quedaba algunos días después.

Se dejó la vejiga suturada á las paredes, la herida abierta, y se canalizó por la uretra. El apósito formado por gasa y algodón absorbentes, se renovaba cada vez que la orina lo impregnaba.

Tres días después, el día 22, siguiendo el mismo procedimiento, se quitó todo el resto de la masa exuberante, quedando reintegrado el embudo vesical.

Se libertó la vejiga, se suturó su herida sobre los tubos sifón de Perier, y después de algunos incidentes que retardaron la cicatrización, la orina tomó su curso normal por la uretra desde los primeros días del mes de Mayo del propio año.

Desde esa fecha acabaron los sufrimientos tanto locales como generales. El apetito, la digestión, el sueño, las fuerzas, todo lo recobró de un modo lento pero progresivo. Este hombre, que se hallaba á orillas del sepulcro, fué devuelto mediante esta operación y los nimios cuidados que á su cabecera tuvo su médico, el Dr. González, á la vida social y al trabajo.

En la actualidad han pasado cinco años y medio, y el Sr. Montiel, robusto y lleno de vida, es Diputado al Congreso de la Unión, adonde asiste con toda regularidad y ayuda en las labores de la Secretaría particular al señor Ministro de la Guerra, General F. Berriozábal, quien fué testigo presencial de la operación.

OBSERVACIÓN 2.ª

A fines de Diciembre de 1891 fuí llamado en consulta por mi compañero, el Sr. Dr. E. García para ver al Sr. Molina, de más de 50 años de edad, antiguo urinario que presentaba como síntomas dominantes, frecuencia diurna y nocturna de las micciones, tenesmo vivo, prolongado y doloroso al pretender orinar; salida de unas cuantas gotas de orina después de muchos esfuerzos, y necesidad de sacar la orina por medio de una sonda blanda de Nelaton, varias veces al día.

Orina turbia, mucosa y alcalina.

Por la exploración, por la uretra y por el recto, se encontraron todos los signos del prostatismo avanzado.

Por medio del cistoscopio pudo verse con una claridad notable un rodete prostático, irregular, sobresaliendo en el cuello de la vejiga como unos dos centímetros.

En vista de este estado, creí indicada la operación para buscar la cura radical, la cual aceptada por el enfermo y por su médico, procedí á practicarla el 28 del mismo Diciembre ayudado de los Doctores R. González, J. Rivero, R. Jofre (electricista) y E. García, quien bondadosamente me cedió el papel de operador, para ver practicar mi procedimiento de cuatro secciones que por segunda vez ejecutaba.

La operación no tuvo más incidente que la falta de un buen alumbrado, pues el fotóforo no funcionó en el momento preciso. Hecha la talla hipogástrica, puesto de manifiesto el rodete prostático exuberante y pasados los alambres como en la observación primera, pude extraer no con poco trabajo por la falta de luz, cuatro porciones de la próstata hipertrofiada aproximadamente del tamaño de una nuez pequeña. Hemorragia ligera que se contuvo taponando temporalmente con gasa yodoformada. Se suturó la vejiga sobre los tubos sifón de Perier y se puso un gran apósito de gasa yodoformada y algodón absorbente.

Todo normal la tarde del primer día. Los tubos funcionan admirablemente y el enfermo pasa una buena noche.

Al día siguiente, 29, temperatura normal, hemorragia de cierta consideración, que molesta mucho al enfermo por el tenesmo vesical que provoca. La hemorragia se contiene muy fácilmente con simples lavados de agua boricada muy caliente.

Los días siguientes no hay calentura ni sangre. Al 8.º día se quitan los tubos. La herida hipogástrica deja escapar orina en buena cantidad y pus, pero el enfermo comienza á orinar por la uretra.

A principios de Enero de 1892 la herida hipogástrica se había cerrado en toda la extensión, excepto en un punto que se hace fistuloso y por el que sale una pequeña cantidad de orina en algunas de las micciones.

A fines de Enero, para buscar la oclusión de la fístula, que preocupa mucho al enfermo, se practicó una pequeña operación que consistió en extraer las suturas profundas de seda que no se habían tolerado.

La fístula hipogástrica no se cierra sino hasta el mes de Mayo, después de la eliminación de otros puntos de sutura.

En esta época el enfermo arroja voluntariamente toda su orina por el canal de la uretra.

A fines de 1895, cuatro años después de operado, fuí llamado por este enfermo para atenderlo de una hernia estrangulada en el canal inguinal izquierdo desde seis días antes. Se me llamó por desgracia demasiado tarde, pues al operar encontramos el intestino gangrenado, el saco lleno de líquido putrilaginoso, y el peritoneo atacado de inflamación séptica. El enfermo murió tres días después de operado.

Pude entonces oir de boca del enfermo, que había quedado muy satisfecho de la operación sobre la próstata. En los cuatro años transcurridos había recobrado el vigor que su enfermedad urinaria le había hecho perder.

OBSERVACION 3.ª

El Sr. Orozco, de 82 años de edad, delgado de por sí y enflaquecido por la enfermedad. Cuando lo ví por vez primera me contaba que había padecido hacía veinte años de una blenorragia que se presentaba por segunda vez, habiendo sufrido de la primera cuando era muy joven. Unos dos años antes de la época en que lo ví consultó al Sr. Dr. Licéaga, que lo encontró netamente prostático, y le aconsejó las evacuaciones vesicales por medio de la sonda y con intervalos determinados. En Enero de este año lo ví en su pueblo, y su situación era la siguiente: deseos de orinar cada 30 ó 40 minutos: no pudiendo salir la orina, se introducía la sonda cada vez que la gana se presentaba, engrasándola con manteca ó aceite sucios, y al acabar de sacar la sonda tiraba ésta sobre una mesa. Dada esta carencia absoluta de cuidados de limpieza, no solo la vejiga y la uretra profunda estaban infectadas, sino el testículo derecho muy abultado, contenía un derrame en su túnica vaginal. La lamentable situación que guardaba (era tal que no le dejaba descanso ni de día ni de noche) lo hizo resolverse á una operación.

Del 20 al 24 de Febrero de 1896, por lavados con permanganato y cianuro de mercurio, busqué la desinfección de la vejiga.

El 24, previa anestesia y colocación en la uretra de un catéter acanalado, se le hizo el ojal perineal, encontrando por el tacto dos tumores que ascendían de la pared inferior á las laterales y que formaban gran relieve é implantados sin pedículo. Aconsejado por el Dr. Macías, hicimos una incisión sobre la mucosa que forraba cada uno de los lóbulos, y por enucleación pude extraer yo uno y el Dr. Macías el segundo. La hemorragia (que no es despreciable) se contuvo colocando una gruesa sonda de Nelatón (núm. 28), llevada hasta la vejiga y taponando con gasa yodoformada los huecos dejados por el tumor.

Consecuencias operatorias felices, pues solo en la noche de la operación, la temperatura fué de 39°. Al dia siguiente, quitadas las gasas y lavada la vejiga, la temperatura bajó á la normal y la hemorragia quedaba restañada definitivamente.

Como dijimos al principio, por la falta de cuidados la vejiga estaba tan infectada, que las sondas permanentes que se cambiaban cada veinticuatro horas salían ennegrecidas y con marcado mal olor.

Como la orina no volvía á tomar su curso normal á pesar de pasar por la uretra una sonda núm. 26, de Otis, el 24 de Marzo del mismo año se cloroformizó, y previa dilatación del ojal, hicimos el tacto, y nos encontramos con una excrecencia más de la misma naturaleza que las anteriores, y que una vez extirpada tuve el gusto de ver á los ocho días aparecer el agua del lavado por el ojal primero y la orina después por el meato.

Quitada la canalización, á fines de Abril el enfermo dejaba la Capital, orinando cada dos horas por su voluntad. El líquido urinario era bastante claro y el enfermo había recobrado su energía y buen humor habitual, que hacen contraste con su edad.

En Noviembre de 1896, he tenido noticias de él, y sé que se encuentra bastante bien, ocupándose en sus negocios de campo. (R. González.)

OBSERVACIÓN 4.ª

D. Gregorio Montoya, de 75 años, regular constitución, tuvo una blenorragia á los 40 años, que cree haber curado con toda facilidad por inyecciones, pero como el escurrimiento reaparece á intervalos más ó menos largos, debe asegurarse que no ha habido tal curación.

A mi consulta se presenta el 19 de Noviembre, contándome que el día 7 ha tenido una retención completa, que dura catorce horas, causándole grandes dolores y excesivo ardor en el pene. Orina cada hora, con chorro muy delgado y sin fuerza alguna, orina muy turbia y con olor de putrefacción. Ha padecido de calofríos acompañados de calentura y sequedad de lengua, no están ni sensibles ni accesibles sus riñones. Al tacto rectal se nota que la próstata está desigualmente abultada de sus dos lados. Por la exploración armada, se encuentra un estrechamiento sobre la región bulbar que solo permite el paso de una candelilla que fijo al pene con la prescripción de guardarla por veinticuatro horas, pero que el enfermo retira á las ocho horas de colocada. Sin embargo de esto me ayuda para colocar al día siguiente una sonda inglesa núm. 1. Dilatanto así con sondas permanentes, llegué al núm. 4, y en esa fecha el enfermo se decide á sufrir una operación.

Previo lavado uretral y evacuado el intestino por un purgante, se le hizo la uretrotonía de Otis, dilatando hasta el núm. 30. En seguida hicimos el ojal perineal, y encontramos dos tumorcitos, más grande el derecho que el izquierdo, y que extrajimos alternativamente el Dr. Macías y yo. Colocación de sonda de Nelaton núm. 28 y hemostasis por gasa yodoformada.

Consecuencias operatorias buenas. Solo por 36 horas 38°8 de temperatura, que pronto volvió á la normal.

Ya no hay dolor, la orina se aclara y el enfermo duerme largas horas sin molestias. A los 7 días de la operación le sondeo su uretra con el 23 de Otis y la encuentro bien libre. Se pasa ya sin la canalización por el ojal 4 ó 3 horas, y orina con pocas molestias.

Como el estado general es satisfactorio, tengo la intención de quitar definitivamente la canalización á los diez días de operado y pasar diariamente sondas de Otis por el canal y lavar la vejiga por el mismo camino mientras se efectúa la cicatrización del ojal. Todo me hace creer que terminará felizmente este caso, cuyo fin referiré en su oportunidad. (R. González).

(Esta observación fué recogida posteriormente á la lectura de la Memoria).

OBSERVACION 5.ª

En Diciembre de 1894 fuí llamado por mi amigo el Sr. R. Toriello, en junta con su médico de cabecera el Sr. J. Sánchez. Se trataba entonces de un ataque agudo de cistitis, dolor en la región hipogástrica, frecuencia en las micciones, orina cada hora, tenesmo tan intenso y doloroso, que el enfermo se hace poner varias inyecciones con morfina y atropina, reacción febril moderada 38°.

Entre los antecedentes más importantes existe el recuerdo de la primera infección gonocócica que tuvo lugar hace 19 años, hoy tiene el enfermo 36; parece que hubo entonces una prostatitis supurada, pues la orina retenida por completo, obligó al cateterismo durante varios días, y el paso de la sonda hizo salir un día una gran cantidad de pus, desapareciendo desde entonces todos los síntomas dolorosos y la retención.

En 1891 hubo un ataque de cistitis muy parecido al que presenta en la fecha de la consulta, y que cedió á un tratamiento médico instituido por el Dr. Barragán.

El examen del enfermo me hizo comprender que era más prostático que cistítico, pues la exploración por el ano permitió encontrar muy sensible la próstata, abultada y endurecida. No queriendo por entonces sujetarse á tratamiento quirúrgico ninguno, se le ordenaron baños calientes prolongados, lavativas muy calientes y supositorios con ungüento doble de mercurio y belladona, bromuro de potasio al interior. Este tratamiento produjo tan buen resultado, que el enfermo se creyó curado y emprendió un viaje á una de sus haciendas de tierra caliente.

En Enero del siguiente año vino el Sr. Toriello á mi consulta, y presentaba como síntoma dominante escurrimiento purulento del canal de la uretra, acompañado de ligero tenesmo y frecuencia diurna en las micciones. Le prescribí: copaiba cocida 4.00, bicloruro de mercurio 0.10, dividido en 30 píldoras para tomar 5 repartidas en el día. Inyecciones de bicloruro al $\frac{1}{4000}$. El escurrimiento y demás síntomas habían desaparecido en Febrero, época en la que el enfermo volvió á mi consulta.

En Marzo se presentan sensaciones de peso y de molestia en la próstata, ningún escurrimiento, dolores en los dos talones, que dificultan la marcha, sensibilidad exaltada de las vainas sinoviales de los dos tendones de Achiles. Dolores vagos articulares. En todo el mes de Abril se acentúan los dolores de los tejidos blandos sinoviales tendinosos y articulares, de tal modo que el enfermo llega á no poder andar. Me es preciso ir á verlo á su hacienda de Coapa, y no encontrando ningún síntoma subjetivo del lado del aparato urinario, llego á creer que el enfermo, que es muy robusto y sanguíneo, sufre de manifestaciones artríticas. Le prescribo vejigatorios á las rodillas, que están muy hinchadas, y alternativamente entre ese mes y el siguiente, sulfato de quinina, salicilato de sosa, yoduro de potasio, veratrina, piperacina y purgantes, sin conseguir más que calmar un poco los dolores.

En Mayo se presenta un nuevo síntoma: accesos febriles muy irregulares en su forma é intensidad, pues hay veces que los accesos son diurnos, terciados ó más que terciados. El termómetro oscila entre temperaturas de 38° y 41°. El enfermo no acusa ni dolores en la próstata ni tenesmo vesical, ni escurrimiento de la uretra. La orina, analizada varias veces química y microscópicamente, nada notable presenta.

En los primeros días de Junio viene el Sr. Toriello á mi consulta, aunque con gran trabajo. Confieso que tanto él como yo comenzábamos á desanimarnos. No obstante que no se quejaba del aparato urinario, recordando sus padecimientos anteriores tuve la sospecha de que todo aquel cuadro sintomatológico que simulaba el reumatismo y el paludismo, fuera producido por la infección parenquimatosa de la próstata. Lo hice acostar y procedí á la exploración con el dedo, encontrando aquella glándula dolorosa, abultada sobre todo en su lóbulo izquierdo y endurecida. Al estar explorando, el canal de la uretra que estaba seco antes de estas maniobras, dejó escapar cierta cantidad de pus y orina como si se hubiera exprimido alguna pequeña caverna prostática.

Después de este examen la duda ya no era posible; todos los padecimientos venían, á no dudarlo, de la enfermedad de la próstata. Propuse una intervención quirúrgica, la que aceptada, practiqué el 5 del mismo, ayudado por los Dres. J. Rivero y R. González.

Hice el ojal perineal según la técnica descrita en la presente Memoria; encontré varios focos pequeños de supuración, el mayor como del tamaño de una avellana; los raspé con la uña y con cucharillas apropiadas, y después de desinfectar al bicloruro de mercurio, canalicé con un tubo de vidrio y goma.

Las consecuencias de la operación fueron muy felices. El canalizador sólo lo soportó el enfermo cinco días.

El ojal se cerró á fines del mes, restableciéndose la micción por el canal de un modo perfecto.

Los fenómenos, tanto dolorosos como febriles, desaparecieron por completo, volviendo á ser floreciente la salud del enfermo.

Un año después, en Junio de 1896, se presentaron de nuevo los dolores en los tendones de Achiles. El cateterismo con las sondas metálicas es doloroso, el lóbulo izquierdo de la próstata está un poco abultado, duro y sensible. Se diría que algún foquito escapó á la intervención, y que es él quien mantiene una inflamación crónica. Sin embargo, como ha habido una mejoría notable por los lavados ó instilaciones, creo remoto que se necesite otra operación.

OBSERVACIÓN 6.ª

Antonio Peñuelas, de 32 años de edad, tallador en una casa de juego, se presenta á mi consulta en 23 de Abril de 1895, con síntomas claros de padecimientos del aparato urinario, escurrimiento crónico purulento de la uretra, testículos un poco abultados y dolorosos, sensaciones de peso en el perineo, frecuencia y tenesmo en las micciones, movimiento febril de marcha irregular, inapetencia, debilitamiento de las fuerzas y fácil fatiga con el trabajo.

El examen microscópico de las orinas reveló la existencia del bacillus de Koch.

Después de tratarlo durante dos meses con lavados, instilaciones, antisépticos y reconstituyentes sin el menor éxito, decidí operarlo, lo cual verifiqué ayudado por los Dres. González y Castro, el 17 de Junio de 1896. Hice, como en la observación anterior, el ojal, la raspa, desinfección y canalización de varios focos pequeños fungosos que ocupaban los dos lóbulos laterales. La canalización la sostuve diez días. El ojal se cicatrizó veinte días después de interrumpida la canalización. El 21 de Junio el enfermo vino á mi consultorio á despedirse, pues salía á trabajar en una capital de un Estado vecino. Había engordado notablemente, se sentía curado y bien dispuesto para el trabajo.

No he vuelto á verle.

Lámina I.

Fig. 1ª

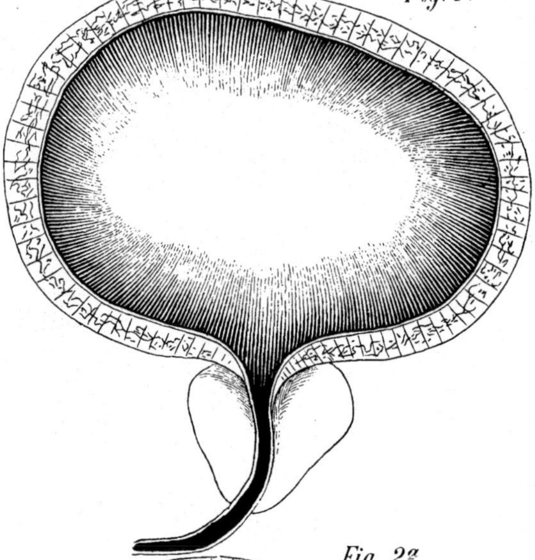

Fig. 2ª

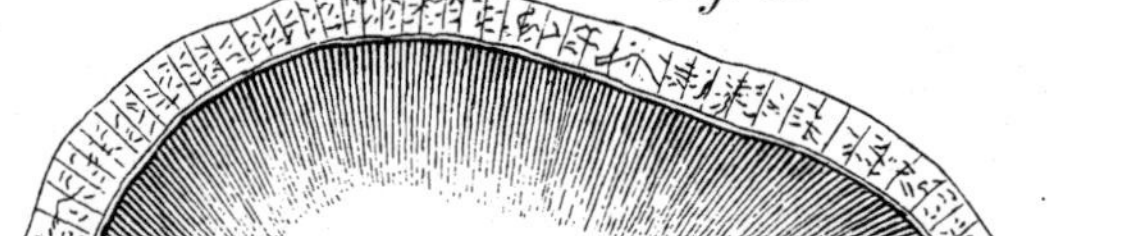

La lámina I representa el corte normal de la vejiga, la uretra y la próstata, en la fig. 1.ª

En la fig. 2.ª está representada en el mismo corte, la forma uretral de la hipertrofia prostática, tal como la encontramos en los tres enfermos operados por el método de enucleación.

O. representa el lugar de elección del ojal uretral por donde se explora y se ataca la próstata

P. P. La próstata.

H. H. Hipertrofia de los lóbulos laterales de la próstata, estrechando el canal de la uretra, que se ve normal en la fig. 1.ª

A. B. Puntos entre los que se corta longitudinalmente la mucosa de la uretra, para enuclear con el dedo índice los tumores prostáticos H H.

C. Cavidad vesical.

E. Paredes de la vejiga.

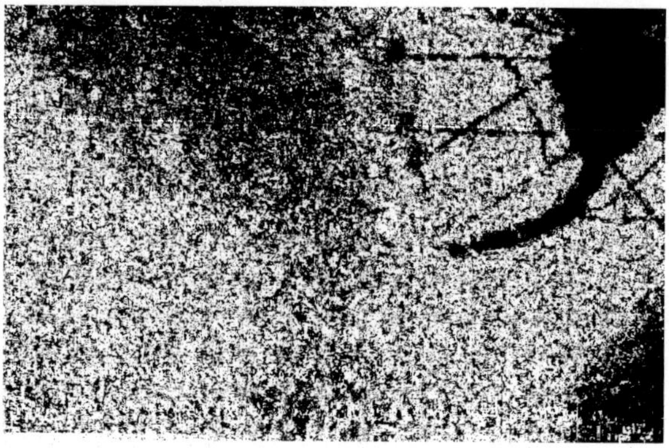

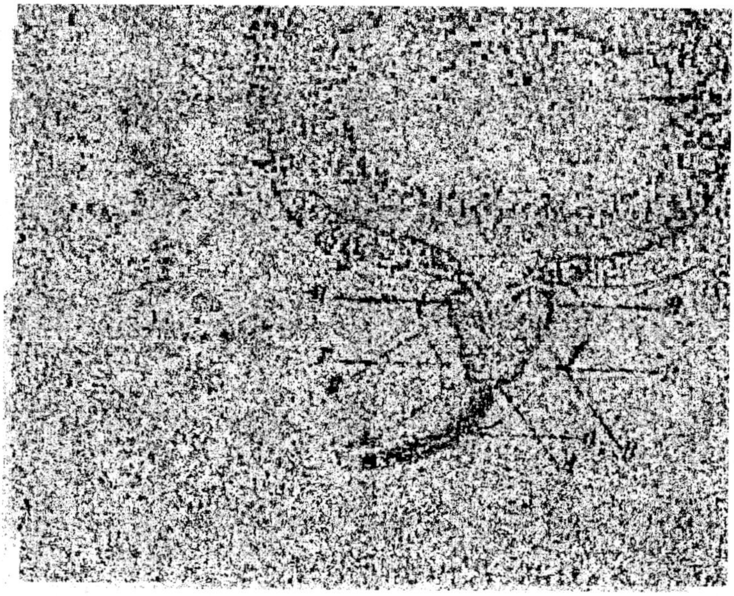

La lámina II representa la forma vesical de la hipertrofia prostática, tal como la encontramos en el enfermo de la primera observación, y el método de extirpación galvano-cáustico en cuatro secciones.

Fig. 1.ª

C. Cavidad vesical.

P. N. Paredes normales de la vejiga.

P. D. Paredes vesicales distendidas por el tumor.

T. Tumor formado por la hipertrofia total de la próstata hacia la vejiga.

E. Embudo natural del cuello de la vejiga.

E. T. Embudo patológico en el centro del tumor, anfractuoso é irregular.

P. Próstata.

Fig. 2.ª

a. a. a. a. Alambre de platino atravesando el tumor en la parte anterior, en la posterior y laterales, para dividirlo en cuatro partes.

T. Tumor formado por la hipertrofia prostática.

Fig. 3.ª

T. Tumor prostático después de dividido por el asa galvano-cáustica en cuatro gajos ó secciones.

a. a. a. a. Alambres de platino pediculizando cada gajo ó sección, para su extirpación completa, con el galvano-cauterio.

Debo los dibujos de estas láminas á la amabilidad de mi hermano el Sr. D. Aurelio Macías.

Lámina II.

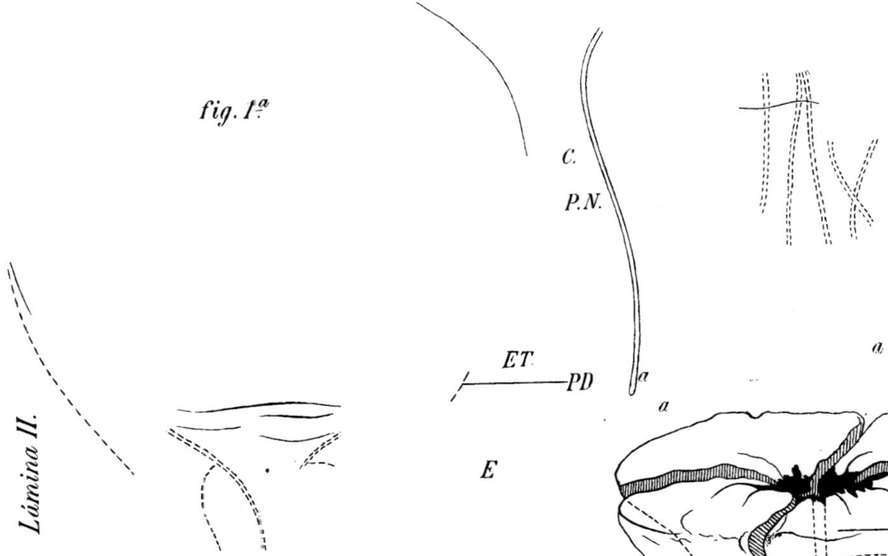

fig. 1ª

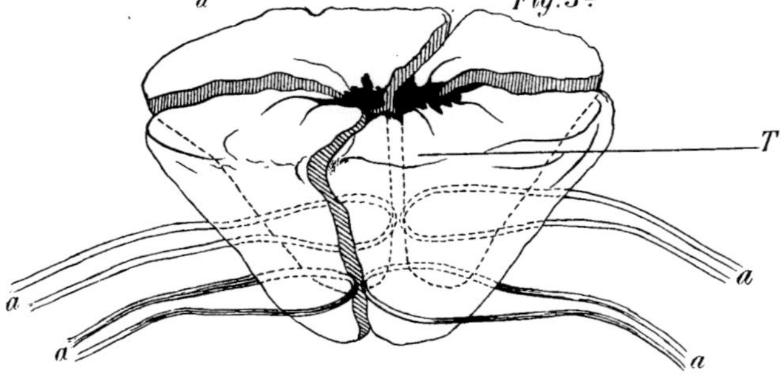

Fig. 3ª

LA CANALIZACIÓN INTERMITENTE DE LA PLEURA

PROCEDIMIENTO NUEVO

PARA

EL TRATAMIENTO QUIRÚRGICO DE LA PLEURESÍA

POR EL DR.

RAMÓN MACÍAS.

LLAMO nuevo al procedimiento que voy á describir, porque ni en la literatura médica que yo conozco,[1] ni en la práctica de mis maestros y comprofesores, he encontrado nada que se le parezca. Lo recomiendo á la atención y estudio del mundo médico, porque simplifica la ejecución y asegura el éxito de un modo brillante, en la mayor parte de los derrames pleurales purulentos ó no, evitando cuando es bien ejecutado, las terribles complicaciones de la infección séptica de la cavidad pleural, que obliga á practicar la toraco-ectomía, que bien á menudo conduce á un desenlace fatal.

Está indicado el dicho procedimiento, principalmente en el pío-tórax bien confirmado. Los ocho enfermos por mí operados han tenido pleuresías purulentas. Sin embargo, creo que cuando una pleuresía serosa ha resistido sin modificación alguna á

1 El Dr. Joaquín Rivero y Heras consignó hace algunos años en una de sus Tesis este procedimiento, mas allí consta que se publicó por inspiración mía.

un tratamiento médico convenientemente dirigido en el cual haya dominado el uso de los mercuriales y de los revulsivos, se debe recurrir á la canalización intermitente del derrame, con la seguridad de que se curará más pronto y mejor que con cualquiera otro género de intervención.

El lugar de elección es el espacio intercostal más ensanchado entre el sexto y el noveno al nivel de una línea bajada del borde posterior de la axila.

Los instrumentos que se necesitan para practicar esta pequeña operación, son únicamente: una lanceta, un trocar grueso (el trocar de paracentesis basta), un tubo de canalización de caucho, de medio metro de largo, cortado oblicuamente en uno de sus extremos y con dos orificios opuestos, el primero á un centímetro y el segundo á dos de este extremo; una hebra de seda gruesa y larga lo bastante para dar la vuelta al tórax y anudarse en el lado opuesto.

Como apósito se dispone gasa yodoformada, algodón absorbente y vendas.

TÉCNICA OPERATORIA.

Se asea y desinfecta la región lavándola primero con agua caliente y jabón, frotando fuertemente la piel con un cepillo. Se pasa en seguida un poco de alcohol á 80° y solución de bicloruro de mercurio al milésimo, y se cubre con una toalla caliente humedecida en la misma solución de bicloruro. Se fija con la uña del dedo índice izquierdo el borde superior de la costilla que corresponde al espacio intercostal que se ha elegido en la línea axilar posterior, y en ese punto se hunde violentamente con la lámina en dirección vertical la lanceta, calculando entrar á la cavidad pleural, se saca y en la herida que se acaba de hacer se hunde sin el menor esfuerzo y casi sin dolor el trocar con su cánula. Se retira el trocar dejando la cánula, cuya abertura se cierra con el índice izquierdo, pues el líquido pleural tiende á escapar en chorro, se hace pasar inmediatamente por la cánula el tubo de caucho por su extremo biselado y cuyo calibre debe ser tal que éntre muy fácilmente hasta la cavidad pleural. Se saca la cánula y se deja el tubo calculando que solo sobresalgan en la cavidad pleural los dos centímetros que llevan las aberturas. Se coloca inmediatamente la extremidad libre del tubo en un recipiente que contenga solución débil de bicloruro de mercurio ($^1/_{5000}$), y solo se deja escapar una parte del derrame (1,000 á 2,000 gramos), para evitar la hemorragia *ex vacuo* que, á no dudar, vendría si se vaciara de un golpe la cavidad pleural. Se cierra en seguida el tubo, ya sea colocando en su extremo libre una pequeña pinza de forcipresura ó bien anudándolo, y se aplica á su rededor el apósito formado de gasa yodoformada y algodón absorbente, y que está destinado á absorber las pequeñitas cantidades del líquido pleural que bien pudieran escapar entre el tubo y los labios de la herida; se sujeta todo con una venda y la operación está terminada.

Cada doce horas los primeros días y cada veinticuatro después, se destapa el tubo, cuidando siempre de que su extremo libre quede sumergido en la solución débil de bicloruro, pues sin esta precaución es muy fácil que penetre aire á la cavidad pleural en las inspiraciones forzadas provocadas por la tos, y que se produzca la infección del líquido pleural.

Suele suceder que los copos fibrino-albuminosos que flotan en el derrame, obstruyan el tubo y se vea suspenderse de pronto la salida del líquido. La mejor manera para combatir este accidente, es instalarse pacientemente al lado del enfermo y hacer con los dedos el vacío dentro del tubo, hasta hacer salir uno á uno los grumos que lo obstruyen. En uno de mis enfermos tuve que hacer esta maniobra una hora diaria durante una semana.

La mejor manera de saber si el pus no sale porque se ha agotado ó porque el tubo se ha obstruido, es recurrir á los signos estetoscópicos. Si el pulmón respira hasta el nivel del tubo, y por éste no salen ya sino unas cuantas gotas de pus ó líquido, deberá quitarse.

El primer caso que me inspiró este método, fué el

de una niña de 12 años de edad, para la que fuí consultado allá por el año de 1886. El pío-tórax situado en el lado izquierdo era tan abundante, que la punta del corazón desviado se veía latir debajo de la tetilla derecha. El debilitamiento á que la habían llevado tres meses de fiebre no interrumpida provocada por la supuración, y una insuficiencia mitral bien manifiesta, nos hicieron temer un desenlace funesto si la sujetábamos á los métodos conocidos. Practiqué, pues, por primera vez en ella la canalización intermitente, y la confié en seguida á los cuidados de su médico de cabecera, el Dr. V. Moreno. La supuración tardó en agotarse cuatro meses, y la enferma quedó curada, pues la volví á ver seis años más tarde en un estado de salud relativamente satisfactorio, quedando, es verdad, los signos claros de la insuficiencia mitral, mas la lesión estaba compensada.

Cinco enfermos por mí operados y que yo personalmente he atendido después, todos han curado con una rapidez verdaderamente notable, pues por término medio la supuración se agotó en veinticinco días. Dos enfermos por mí operados, pero que no pude seguir atendiendo en las curaciones subsecuentes, sucumbieron.

El primero fué llevado al servicio de cirugía mayor del hospital de San Andrés en un estado comatoso, provocado, á no dudarlo, por la infección purulenta, porque el estado cerebral se disipó al día siguiente de hecha la canalización intermitente. Durante ocho días el estado del enfermo era tan satisfactorio, que se creía salvado, mas de repente volvieron á presentarse los fenómenos cerebrales, á los que sucumbió.

El segundo fué confiado después de la operación á un estudiante de la clínica, quien descuidó evitar la entrada del aire á la cavidad pleural, la cual se infectó, muriendo el enfermo no obstante que se hizo todo lo aconsejado para lograr la desinfección.

No sólo al tórax puede aplicarse la canalización intermitente. Recuerdo haber curado en el Hospital Militar de esta ciudad, á un soldado que á cousecuencia de un traumatismo con machacamiento del riñón izquierdo, le sobrevino una enorme pío-nefrosis que abultaba el hipocondrio izquierdo. Se punciono primero varias veces sin éxito. En vista de esto me decidí á practicar la canalización intermitente por este punto, obteniendo la curación en dos meses.

Termino aconsejando esta operación tan sencilla, para la curación de las pleuresías crónicas supuradas ó no. La creo superior á las punciones repetidas, porque éstas hacen sufrir más al enfermo y lo exponen á la infección pleural.

La creo superior á la pleurotomía ó la canalización abierta ó constante, porque es tal la cantidad de líquido ó pus que se escapa en estos casos, que no hay apósito posible que baste á mantenerlo fuera del contacto del aire, haciendo inminente la infección.

La creo superior á la operación de Estländer, porque esta operación no puede hacerse sin grave peligro de agotamiento en los enfermos muy debilitados, y porque cura sin mutilar.

[illegible]

NUEVOS INSTRUMENTOS QUIRÚRGICOS

PRSENTADOS
EN LA SECCION DE CIRUGIA GENERAL DEL

2º CONGRESO MÉDICO PAN-AMERICANO

POR EL DR.

RAMÓN MACÍAS

ESPEJO DILATADOR DE LA VEJIGA.

Las láminas III y IV representan cerrado y abierto mi "Espejo dilatador de la vejiga," que sirve para iluminar el interior de este órgano cuando se ha hecho la talla supra-pubiana.

Consta de cinco valvas con una curva parecida á la que tienen las paredes vesicales. Al apartarse estas valvas por medio del tornillo que está en el mango, el instrumento toma la forma de una sección de la vejiga, distiende la cavidad, y reflejando la luz de un fotóforo, permite ver con toda claridad el bajo fondo, los orificios de los uréteres y todo el cuello vesical.

Sus principales aplicaciones son:

Para descubrir y cauterizar las úlceras de la vejiga.

Para extirpar los tumores, facilitando la sutura de la mucosa al nivel del pedículo.

Para hacer el cateterismo de los uréteres.

Y sobre todo, pues fué el principal objeto de su construcción, para facilitar la Prostatectomía en la forma vesical de la hipertrofia prostática.

Agujas de mango curvas para la Prostatectomía.

La lámina V representa dos grandes agujas de ojo en la punta, y encorvadas sobre el lado en sentido opuesto.

Sirven para pasar los hilos de platino en la Prostatectomía galvano-cáustica, en el primer tiempo del método de las cuatro secciones.

NUEVO URETRÓTOMO DILATADOR.

La lámina VI representa un nuevo instrumento para practicar la uretrotomía interna.

Los dos uretrótomos que más se han vulgarizado, son el de Maisonneuve y el de Otis. Sin embargo, ni uno ni otro es perfecto; bien á menudo después de haber practicado el corte de los estrechamientos con el de Maisonneuve, hay que completarlo con el de Otis, y en muchos casos de estrechez muy cerrada, en donde el uretrótomo de Otis no puede penetrar, hay que abrirle camino con el instrumento de Maisonneuve.

Son, pues, dos instrumentos que se completan, y muy natural tenía que ser la idea de reunirlos en uno solo, cosa que creo realizada en el uretrótomo que hoy presento.

Alguna vez oí decir al Dr. Guyon, al célebre especialista parisiense, que el principal defecto del uretrótomo de Otis era que al dilatarse hacía la divulsión de toda la uretra. Traumatismo inútil y á veces peligroso en los canales enfermos.

Este defecto capital queda evitado en el nuevo modelo, pues sólo se separan sus ramas en una pequeña parte de su extensión. Además, como en su extremo lleva una parte del uretrótomo de Maisonneuve, puede hacerse la uretrotomía en los estrechamientos muy cerrados sin cambio de instrumento.

El nuevo uretrótomo representado en la lámina VI, se compone:

De una candelilla conductríz (fig. 1.ª).

De un cuchillo abotonado de cinco milímetros de ancho, para hacer el corte de los estrechamientos de pequeño calibre con el uretrótomo cerrado (figura 2.ª).

De un cuchillo sin botón de las mismas dimensiones, para ampliar el corte ó para las estrecheces de gran calibre, con el uretrótomo abierto, según la indicación (fig. 3.ª).

De un conductor del cuchillo, que cerrado tiene veinte milímetros de circunferencia (fig. 4.ª).

La fig. 5.ª representa el mismo conductor con sus ramas separadas. La separación máxima puede dar una circunferencia de cuarenta y cinco milímetros.

LANCETA O CUCHILLO AUTOMÁTICO.

La lámina VII representa un nuevo instrumento para hacer incisiones instantáneas, y por lo mismo indoloras, de pequeñas colecciones purulentas, como postemillas, diviesos, etc. Puede también utilizarse para hacer menos dolorosas las punciones con un trocar grueso, como en la paracentesis, la canalización intermitente de la pleura, etc. Basta para esto hacer previamente con la lanceta automática una punción de la piel y los músculos, y en esta herida introducir el trocar.

Se compone de un cuchillo (bisturí ó lanceta), un graduador, una articulación de resorte oculta, un gran botón que sirve para preparar y un pequeño botón para disparar.

Debo la construcción de estos instrumentos á la casa G. Tiemann & C.ª, de New York, y hago público mi agradecimiento á los Sres. Stohlmann y Pfarre por la amabilidad con que escucharon mis indicaciones y buen acierto para hacerlas ejecutar.

Spotted something that isn't quite right?

Let us know and we'll fix it for future reprints. And as a thank you for your diligence, we'll send you a free Sothis book of your choice.

publisher@sothis.press

This page intentionally left blank

Made in United States
North Haven, CT
04 November 2026

21766929R00044